Docteur René BENOIT

AF394989

Séméiologie

DE

L'INSUFFISANCE HÉPATIQUE

(REVUE GÉNÉRALE)

MONTPELLIER
IMPRIMERIE CENTRALE DU MIDI
(HAMELIN FRÈRES)
—
1903

SÉMÉIOLOGIE

DE

L'INSUFFISANCE HÉPATIQUE

(REVUE GÉNÉRALE)

PERSONNEL DE LA FACULTÉ

MM. MAIRET (✳)............... Doyen
FORGUE............... Assesseur

PROFESSEURS

Clinique médicale......................... MM. GRASSET (✳).
Clinique chirurgicale...................... TEDENAT.
Clinique obstétricale et gynécologie.......... GRYNFELTT).
— — M. Vallois (ch. du cours).
Thérapeutique et matière médicale... .... HAMELIN (✳).
Clinique médicale......................... CARRIEU.
Clinique des maladies mentales et nerveuses... MAIRET (✳).
Physique médicale......................... IMBERT.
Botanique et histoire naturelle médicale ..... GRANEL.
Clinique chirurgicale .... FORGUE.
Clinique ophtalmologique............. .... TRUC.
Chimie médicale et Pharmacie.............. VILLE.
Physiologie................................ HEDON.
Histologie .... VIALLETON.
Pathologie interne......................... DUCAMP.
Anatomie.................................. GILIS.
Opérations et appareils.................... ESTOR.
Microbiologie .... RODET.
Médecine légale et toxicologie.............. SARDA.
Clinique des maladies des enfants............ BAUMEL.
Anatomie pathologique..................... BOSC.
Hygiène................................... H. BERTIN-SANS.

Doyen honoraire : M. VIALLETON.
Professeurs honoraires: MM. JAUMES, PAULET(O.✳), E. BERTIN-SANS(✳)

CHARGÉS DE COURS COMPLÉMENTAIRES

Accouchements........................ MM. PUECH, agrégé.
Clinique ann. des mal. syphil. et cutanées.. BROUSSE, agrégé.
Clinique annexe des maladies des vieillards. VEDEL, agrégé.
Pathologie externe....................... L. JEANBREAU, agrégé.
Pathologie générale .... RAYMOND, agrégé.

AGRÉGÉS EN EXERCICE :

MM. BROUSSE	MM. VALLOIS	MM. L. IMBERT
RAUZIER	MOURET	VEDEL
MOITESSIER	GALAVIELLE	JEANBRAU
de ROUVILLE	RAYMOND	POUJOL
PUECH	VIRES	

M. H. GOT, *secrétaire.*

EXAMINATEURS DE LA THÈSE :
MM. CARRIEU, *président.*
GRANEL.
VIRES.
VEDEL.

SÉMÉIOLOGIE

DE

L'Insuffisance Hépatique

(REVUE GÉNÉRALE)

PAR

René BENOIT

DOCTEUR EN MÉDECINE

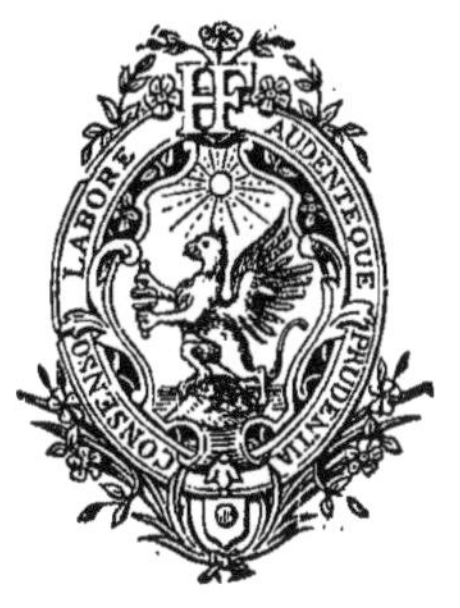

MONTPELLIER

IMPRIMERIE CENTRALE DU MIDI

(HAMELIN FRÈRES)

—

1903

A LA MÉMOIRE DE MON PÈRE

A MA MÈRE

Faible témoignage de ma profonde reconnaissance.

A TOUS MES PARENTS

RENÉ BENOIT.

{AVANT-PROPOS

Sur le point de quitter définitivement la Faculté pour aller
mettre en pratique l'enseignement que nous avons reçu
dans son sein, nous éprouvons l'ardent désir d'adresser à
tous nos maîtres l'expression de notre vive reconnaissance.
Nous les prions d'accepter le faible hommage de notre sin-
cère gratitude pour l'attention bienveillante avec laquelle
ils nous ont guidé pas à pas dans nos études médicales.

Nous sommes particulièrement heureux d'exprimer nos
remerciements à M. le professeur Carrieu, pour ses conseils
éclairés et la bienveillante sollicitude qu'il n'a cessé de nous
témoigner et qu'il nous témoigne encore aujourd'hui en
acceptant la présidence de notre thèse.

Le souvenir de M. le professeur Granel restera toujours
uni dans notre esprit à une impression de charme attirant et
de délicate bonté.

Les mots nous manquent pour traduire les sentiments de
respectueux attachement que nous éprouvons à l'égard de
notre maître, M. le professeur agrégé Vires. Nous n'oublie-
rons jamais la dette de reconnaissance que nous avons con-
tractée envers lui. Nous le remercions mille fois pour cette

exquise amabilité avec laquelle il nous a si souvent obligé. Nous le remercions aussi de nous avoir inspiré le sujet de notre thèse et d'avoir facilité notre travail grâce aux précieux renseignements qu'il nous a prodigués.

Après nos maîtres, notre pensée se porte maintenant sur ces excellents compagnons d'études avec lesquels les années nous ont paru si brèves. Nous les quittons avec regret, mais nous gardons l'assurance que l'éloignement n'éteindra pas l'amitié qui nous unit.

SÉMÉIOLOGIE

DE

L'INSUFFISANCE HÉPATIQUE

(REVUE GÉNÉRALE)

INTRODUCTION

« Un organe est dit insuffisant lorsqu'il n'est plus apte à remplir normalement sa tâche. L'expression d'insuffisance vise donc la capacité fonctionnelle de l'organe, quel qu'en soit d'ailleurs l'état anatomique. » (1) La cellule hépatique, on le sait, est chargée de fonctions multiples, que pour une raison quelconque elle ne puisse plus remplir tout ou partie de ses fonctions, elle sera déclarée insuffisante. On comprend par suite qu'il y ait de nombreux degrés, dans ce syndrome qui va du préhépatisme à l'anépathie, de l'altération fonctionnelle la plus éphémère à la destruction histologique la plus complète. Aussi Lancereaux nous paraît avoir eu tort de réserver à l'ictère grave le nom d'insuffisance hépatique, qu'il comparaît à l'urémie ou à l'asystolie.

(1) A. Gouget, *L'insuffisance hépatique*, p. 1.

Avec notre maître M. le professeur Ducamp, nous reconnaissons à côté de la grande insuffisance hépatique, une petite insuffisance, « un petit hépatisme caractérisé par l'alanguissement des fonctions, par le défaut de vigilance du foie. »

Les deux observations que nous présenterons tout d'abord, se rapportent précisément à chacun de ces termes ultimes. Après les avoir exposées, nous aborderons la séméiologie de l'insuffisance hépatique, considérant successivement chacun de ses signes révélateurs, nous tâcherons d'en fixer la valeur au double point de vue du diagnostic et du pronostic. Nous n'insisterons que sur les principaux, ceux dont l'interprétation ne paraît pas douteuse, ceux surtout dont la technique simple est à la portée du praticien.

En écrivant ces quelques modestes pages, nous n'avons pas la prétention d'émettre des idées neuves, d'apporter des faits nouveaux, mais tout simplement de résumer les différents travaux parus à ce sujet, de tirer une conclusion des diverses observations que nous avons eu l'occasion de parcourir.

Nous savons d'ailleurs qu'il ne suffit pas de constater que la cellule hépatique ne fonctionne pas ou fonctionne mal, mais qu'il faut encore rechercher la cause de cette déchéance. Il importe, et cela surtout au point de vue pronostic, de savoir si l'on a affaire à une cirrhose curable ou à un cancer fatalement mortel. L'étude de l'insuffisance hépatique n'est donc en somme qu'un chapitre de pathologie générale, qu'une introduction à l'étude clinique des maladies du foie en particulier. Nous ne lui attribuons pas moins une grande importance puisque nous lui devons de nous mettre sur la voie et de nous donner de précieuses indications pour formuler un diagnostic plus précis.

Observation I

(RÉSUMÉE)

(*Montpellier-médical*, 15 juin 1902, VIRES)

Insuffisance hépatique, syndrome urinaire, phénomènes gastro-intestinaux.
Régime lacté amenant une guérison rapide.

Fr. Las. âgée de soixante-quatre ans, couturière, depuis trois mois
à l'Hôpital-Général.

Antécédents héréditaires et personnels — Ne présente rien qui puisse
nous intéresser.

Etat actuel. — Fr. Las. est une femme grande, amaigrie. Les téguments, surtout au niveau de la face, sont pâles, de teinte jaunâtre, gris
sale par places, reproduisant assez bien la teinte jaune paille. Les
conjonctives palpébrales et les sclérotiques sont très manifestement
ictériques, le limbe scléro-corneen est infiltré de sels calcaires.

L'habitude extérieure n'offre rien d'anormal, sauf comme un masque de mélancolie, de tristesse, imprégné sur le visage.

Elle souffre du ventre, elle a des diarrhées suivies ou précédées de
coliques. Le ventre est volumineux. Les aliments dégoûtent la malade, qui fait effort pour manger, mais chez laquelle surviennent des
nausées et mêmes des vomissements.

Cet état gastro-intestinal s'est installée sans fièvre, insidieux et
progressif, depuis six jours. La malade se souvient qu'elle était jaune
depuis déjà une semaine avant la manifestation des troubles digestifs.

L'examen montre une langue sale, saburrale, rouge-écarlate sur
les bords et à la pointe enduite d'une manière de vernis rougeâtre.

Subjectivement le goût est altéré, la bouche amère, sèche. L'examen
objectif de l'estomac ne démontre pas même l'existence d'une légère
douleur au niveau du creux épigastrique ; pas de dilatation.

La malade souffre pourtant, elle a comme la sensation qu'après
l'ingestion des aliments l'estomac s'enfle et devient douloureux, les
aliments tardent à passer.

L'abdomen est distendu, globuleux, il y a de la matité à concavité supérieure, et dans le décubitus latéral une zone mate témoignant d'une ascite peu abondante.

La malade a des selles diarrhéiques, argileuses, grisâtres, d'odeur fétide, alternant avec des périodes de constipation.

Les annexes du tractus gastro-intestinal, rate et foie, sont normaux à la pression et à la palpation. Le foie a un volume normal, la pression n'évoque pas de sensibilité douloureuse, il est parfaitement mobile.

La pointe du cœur bat dans le huitième espace intercostal, elle est déplacée du côté du creux de l'aisselle. Abaissement de la matité cardiaque ;

Pouls 78, inégal, arythmique, l'artère se soulève brusquement et retombe de même.

Quelques râles aux bases des poumons.

Le système nerveux accuse de l'asthénie, de la fatigue, de la lassitude au point de vue moteur, la sensibilité sensorielle est normale. Tendance lypémaniaque.

Pas de manifestations cutanées, pas de prurit, sorte de gêne passagère en haut et à droite du thorax.

Quelques troubles vaso-moteurs sont enfin à indiquer, c'est un peu d'œdème le soir aux membres inférieurs, œdème qui disparaît le matin au réveil.

Ce qui prédomine dans ce tableau, ce sont les troubles gastro-intestinaux. Ceux-ci ont été précédés par du subictère qui s'est installé sournoisement, insidieusement. Pas de coliques, pas de fièvre, pas d'intoxication quelconque ; l'ictère va en augmentant, les troubles digestifs apparaissent six à huit jours après, peu intenses d'abord, plus marqués, plus nombreux ensuite et tels que nous les avons vus plus hauts.

L'analyse des urines donne :

Quantité par vingt-quatre heures 600 cc., couleur claire, jaune-rougeâtre à la réflexion.

D. 1006. Réaction acide.

Urée par litre.....................	6 gr. 20 cgr.
Acide urique......................	0 — 166 —
Acide phosphorique total...........	1 gramme.
Chlorures........................	1 gr. 20 cgr.

Pas de sucre ni d'albumine.

Au spectroscope bande d'absorption large et intense entre B et F de Frauenhofer.

L'épreuve de la glycosurie alimentaire est positive. La malade est mise au régime lacté, 3 litres de lait bouilli, froid, très sucré, en vingt-quatre heures.

4 cachets de benzonaphtol et salol ââ 0,25 cgr.

Au bout de quatre jours, le syndrome urinaire a disparu, seule persiste l'hypoazoturie qui peut tenir au régime lacté auquel on a soumis la malade.

Observation II

(Inédite)

(Recueillie dans le service des vieillards. Mars 1902)

Insuffisance hépatique grave chez un alcoolique. — Phénomènes nerveux extrêmement accusés et dus, pour une certaine part, à l'insuffisance rénale consécutive. — Délire hépatique, entrecoupé de stupeur. Mort dans le coma.

Dom., âgé de soixante et onze ans, depuis longtemps hospitalisé à l'Hôpital Général. C'est un polyscléreux, alcoolique avéré de longue date, il fume beaucoup. Depuis l'âge de quarante ans est atteint d'un cancroïde de l'aile droite du nez dont la marche est excessivement lente et sans retentissement ganglionnaire sur les régions voisines.

En 1901 le malade a eu un ictère qui fut mis sur le compte de l'obstruction passagère du cholédoque par un calcul. Du reste le syndrome fut rapidement mené à bien sans douleur et sans fièvre. Dom. n'a jamais eu de coliques hépatiques, ne s'est jamais plaint de douleurs dans la région du foie ou de la vésicule. Celui-ci du reste a toujours eu un volume normal, on n'a jamais constaté d'ascite ni de tumeur splénique. Cependant on a noté en 1893 de l'œdème prétibial et quelques centigrammes d'albumine dans les urines.

Le premier mars 1902 le malade se plaint de maux de tête, tourmenté par une insomnie opiniâtre il prétend n'avoir pu reposer pendant plusieurs jours et plusieurs nuits. Sa parole est lente, scandée, nasonnée, il ne peut fixer ses souvenirs ni traduire sa pensée par une phrase claire. Lui, si calme d'ordinaire, s'agite, se met en colère, prononce des jurons, agit en un mot comme un véritable délirant.

La mémoire est fortement atteinte, quant à l'attention, il est difficile de l'attirer et surtout de la fixer sur un même sujet, il reprend en effet bientôt le cours de ses divagations incohérentes, de ses discours confus et brouillés.

La sensibilité au tact est conservée, les pupilles sont égales et réagissent à la lumière, mais lentement et par oscillations successives.

La sensibilité sensorielle paraît normale. La motilité permet de constater des secousses dans les jambes et dans les bras, les mains étendues tremblent. La force musculaire est très diminuée, le malade serre par saccades.

Les réflexes tendineux sont abolis, les réflexes cutanés sont conservés.

La peau est légèrement teintée de jaune, les conjonctives sont légèrement infiltrées, sur le corps quelques taches purpuriques. Mais ce qui frappe, c'est que les extrémités sont refroidies, cyanosées au membre supérieur, jusqu'au milieu de l'avant-bras, au membre inférieur jusqu'à mi-jambe.

La langue est sèche et saburrale, le malade a une saveur amère, et son haleine est fétide. Pas de flatulence et de météorisme, la palpation du foie et de la rate ne déterminent pas de douleur, à la percussion ces organes paraissent de volume normal.

Le malade ne tousse pas, mais les mouvements respiratoires sont très superficiels. Le thorax semble même immobile tellement l'inspiration et l'expiration se font avec peu d'amplitude. Le pouls est faible, petit, à peine perceptible, hypotendu à 120, la radiale est dure, infiltrée. La température atteint 37°7.

Dom. est fatigué depuis quatre à cinq jours, il a eu des vomissements, de la diarrhée, il ressentait un malaise général, de la fatigue. Cependant il pouvait encore se livrer à sa promenade habituelle dans la cour, et ce n'est que le mal à la tête et l'insomnie qui l'ont obligé à garder le lit le 1er mars.

Ce jour-là M. le professeur Vires prescrit le régime lacté absolu et le calomel à la dose de 0.20 cg. en 4 prises, associé à du sucre. Dans le but de relever la tension artérielle, on injecte au malade 250 grammes de solution chlorurée.

Le 2 mars. — Le malade a parlé et crié toute la nuit. On a dû le mettre plusieurs fois dans son lit. Il se lève, va uriner au milieu de la salle, se perd, et s'efforce de s'insinuer dans le lit des voisins. Hypothermie, mêmes caractères du pouls.

On prescrit un lavement purgatif avec 20 grammes de sulfate de soude, 6 grammes follicules de séné, 300 cc. d'eau. Régime lacté absolu.

Les urines, à grand peine recueillies, sont rares, elles contiennent des pigments biliaires et de l'urobiline en abondance.

4 mars. — Nuit agitée, révasseries continuelles, délire, hypothermie, selles abondantes.

Théobromine 0.50 centigrammes pour un cachet n° **4**, à prendre dans les vingt-quatre heures, deux grands lavements froids.

5 mars. — Le malade paraît plus calme, l'attention peut être un peu plus fixée. L'hypotension est considérable, le pouls est incomptable. Il réclame à manger.

Débacle urinaire, 2100 cc. d'urine acide contenant 6,96 d'urée par litre. Le malade étant au lait c'est une hypérazoturie qui représente près de 15 grammes d'urée ainsi sécrétée. Pas de pigments biliaires, pas d'albumine, pas de sucre.

6 mars. — Le délire ne persiste plus que la nuit, il est moins violent. On fait de l'antisepsie intestinale avec du benzonaphtol. Injection hypodermique de 250 grammes de solution salée stérilisée.

On ne peut recueillir la totalité des urines à cause de l'indocilité du malade ; elles renferment: 8 gr. 9 d'urée, 0 gr. 66 d'acide phosphorique, 2 gr. 4 de chlorures par litre. Elles sont acides, de densité égale à 1.012. Le malade en a sûrement perdu 250 à 300 cc., ce qui donne, avec les 850 cc. recueillis, 1.100 à 1.150 cc.

11 mars 1902. — L'amélioration continue. Le délire est nocturne et bien moins bruyant. Plus de maux de tête, le malade reste comme hébété. Hypothermie. Hypotension. On continue la théobromine et les injections sous-cutanées de 250 cc. de sérum tous les deux jours, alternativement avec de grands lavements froids.

Vers le 12 mars, tout danger paraît conjuré. On autorise quelques soupes au lait. On continue l'antisepsie intestinale.

Du 24 au 26 mars apparaît une suffusion ictérique généralisée, ce n'est pas l'ictère vrai, foncé, coloré, c'est comme une légère coloration jaune paille.

Il n'y a pas dans l'urine de pigments biliaires modifiés ou anormaux.

Cet ictère est mis sur le compte du régime lacto-végétarien, autorisé le 23 mars et supprimé dès l'apparition de la jaunisse. Il est fugace, passager, ne provoque pas de prurit et disparaît complètement à la peau et aux muqueuses, le 26 mars.

Cette disparition est précédée, le 25 mars, d'une crise polyurique ; 2.750 cc. d'urine acide ; densité, 1.015 ; urée, 12,18 ; 1 gr. 02 acide phosphorique ; 9 gr. 3 chlorures ; traces d'albumine non rétractile.

Il y a crise véritable si l'on tient compte de l'insuffisante nutrition, puisque le malade élimine 33 gr. 5 d'urée, 25 gr. 60 de chlorures, 2 gr. 805 d'acide phosphorique total.

Du 26 mars au 9 avril. — Amélioration progressive. Le malade se lève dans les premiers jours d'avril et s'alimente normalement, quoique toujours soumis au régime lacto-végétarien.

9 avril. — Le malade est inquiet, préoccupé, il prononce des mots sans suite ; il paraît halluciné. On ne peut fixer son attention. Confusion mentale. Hypothermie. Régime lacté. Benzonaphtol.

13 avril. — Le malade est dans un délire violent qui plus violent, plus incohérent, plus agressif la nuit, ne cesse cependant pas pendant le jour. Pendant le jour il est subcontinu et plus calme, ce sont des rêvasseries, de l'incohérence. L'intelligence est obtuse, la mémoire inexacte. Le malade a perdu conscience de son moi physique et psychique, il est aussi perdu dans le monde extérieur, ne sait plus qui il est, où il est, ce qu'il prend.

Il se trompe souvent dans ses actions, urine dans l'assiette et crache dans l'urinoir, refuse de s'alimenter.

14 avril. — L'état est très grave. Le délire est entrecoupé de torpeur et d'engourdissement. Rythme respiratoire de Cheyne Stockes, amplitude croissante 28″ — arrêt 18″ — décroissante 5 à 6″.

Les pupilles ne réagissent pas à la lumière ni à l'accomodation.

Réflexes tendineux, cutanés, sphinctériens abolis.

Il n'est plus possible de recueillir les urines. Injections salines, caféinées. Le malade refuse toute alimentation. Quelques vomissements. Diarrhée colorée, fétide. Hypothermie.

15 avril. — Le malade est dans un profond coma. Il n'y a pas de paralysie faciale, pas d'hémiplégie. Il n'y a pas de contractures. Les réflexes de tout ordre sont toujours abolis.

La stupeur est profonde. Il n'est plus possible d'obtenir une réponse du malade ; il bredouille, parle, rêvasse, s'agite et cherche avec ses mains des objets imaginaires.

L'haleine est fétide, les fuliginosités s'accumulent, encombrent les dents et la bouche d'enduits noirâtres. Pas d'ascite, pas de tympa-nisme ; pas de douleur à la pression du foie et de la rate qui son toujours de volume normal. Des pétéchies et des taches purpuriques, peu nombreuses, sont apparues sur l'abdomen.

Le cœur a des bruits sourds, lointains, mal frappés, irréguliers. Frottements péricardiques, abaissement de la ligne de matité infé-rieure. Le pouls est filiforme, incomptable.

Les poumons présentent des sibilances aux bases. La peau est glacée, depuis le 16 avril le thermomètre n'est pas monté au-dessus de 35°.

Injections sous-cutanées de sérum, de caféïne. Le malade meurt le 17 avril 1902.

A l'autopsie on note la présence dans le cholédoque très dilaté, ainsi que dans la vésicule biliaire, de calculs nombreux dont les plus volumineux sont des dimensions d'une grosse noisette.

SÉMÉIOLOGIE DE L'INSUFFISANCE HÉPATIQUE

Avant d'énumérer les signes révélateurs de l'insuffisance hépatique, nous devons dire qu'on ne les rencontre pas tous simultanément et avec une égale netteté chez le même malade. L'insuffisance est rarement généralisée à toutes les fonctions, au début du moins ou l'une d'entre elles peut être seule altérée alors que les autres sont normales, parfois même exagérées. Le plus souvent l'affaiblissement de la cellule hépatique augmente progressivement, et le tableau clinique se complète, acquiert des symptômes de plus en plus apparents, jusqu'à ce qu'on arrive à la déchéance complète, à la suppression fonctionnelle du foie.

Syndrome urinaire. — Au début de la maladie, alors que la symptomatologie vague et incomplète n'attire pas l'attention sur le foie, comme nous le voyons dans la première observation, ou bien au cours d'une affection hépatique déjà existante, l'examen seul des urines nous permettra de déceler l'atteinte de la cellule hépatique et d'en mesurer la gravité. Les signes que nous retirerons de cet examen sont nombreux et variés, car il n'est aucune des grandes fonctions du foie dont le trouble ne se traduise par un état particulier des urines (Gouget).

Urobilinurie. — La présence dans l'urine de pigments anormaux dont les principaux sont l'urobiline et son chromo-

gène, paraît être la première manisfestation de l'insuffisance
hépatique. Le dernier, nommé aussi urobiline réduite, urobi-
linogéne, se rencontre, quoique en plus petite quantité, dans
l'urine normale, ce qui en diminue sa valeur séméiologique.
Il est capable de se transformer en urobiline sous l'influence
d'oxydations. Si l'on évite ces oxydations on ne trouvera
l'urobiline que dans les urines pathologiques. Aussi Hayem
a-t-il pu écrire que l'urobiline est le pigment du foie malade.
Jaffé, qui l'a isolée et étudiée, le premier admet qu'elle se
rencontre chez les sujets sains, Mac Munn et Jolles en admet-
tent deux variétés : l'une physiologique, l'autre pathologique,
mais dont la seconde seule donnerait nettement les réactions
caractéristiques. Pour notre compte personnel nous l'avons
toujours notée dans les observations d'insuffisance hépatique,
et nous sommes de l'avis de Gilbert et Herscher lorsqu'ils disent
que toute urine fraîche qui, examinée au spectroscope présente la raie de l'urobiline, est anormale (*Presse médicale*,
3 septembre 1902).

Les urines urobilinuriques sont jaune-orangé, et légèrement dicroïques, jaunes par transparence, rougeâtres à la
lumière réfléchie.

Pour la recherche de l'urobiline trois moyens sont à conseil-
ler :

a) Au spectroscope , on aperçoit une bande d'absorption à l'union du bleu et du vert, entre les raies *b* et *f* du
spectre.

b) Procédé de Riva. On ajoute quelques centimètres cubes
d'urine à une égale quantité d'alcool amylique. Les deux
liquides, de densité différente se séparent. On décante l'alcool amylique qui surnage et on le verse dans un tube à essai.
On ajoute quelques gouttes de chlorure de zinc ammoniacal et

on agite. Il se produit alors une magnifique fluorescence verte.

c) Procédé de Gilbert et Herscher. On ajoute à 10 cc. d'urine 4 gouttes d'H.Cl et 5 centigrammes de chloroforme; on agite modérément, on décante le chloroforme qu'on remet après filtration dans un tube sec. On l'additionne alors d'une quantité égale du réactif suivant :

> Acétate de zinc . . . . 10 cg.
> Alcool à 90° . . . . 100 gr.

Si l'urine est urobilinurique, il se produit une fluorescence caractéristique.

S'il s'agit du chromogène, il suffit d'oxyder cette substance par l'eau iodo-iodurée.

Nous n'indiquerons pas les différentes théories émises sur l'origine de l'urobiline, nous nous contenterons de dire que l'école française adopte l'opinion d'Hayem, pour lequel cette origine est hépatique. L'urobiline résulterait d'une transforformation insuffisante de l'hémoglobine par le foie, soit que celui-ci ait trop d'hémoglobine à transformer (hémoglobinurie), soit qu'il soit lui-même devenu incapable de la conduire jusqu'au stade de la bilirubine.

D'ailleurs même si l'on admet avec beaucoup d'auteurs l'origine intestinale de l'urobiline, il faut admettre « que le foie malade est incapable de retenir ce corps après sa résorption intestinale, de sorte que l'urobilinurie reste un bon signe d'insuffisance hépatique » (Gilbert et Carnot). Mais si l'urobiline est produite en trop grande abondance, elle peut ne pas être arrêtée par un foie même sain et, dans ce cas, sa présence dans l'urine indique seulement une modification du sérum sanguin, elle n'est qu'un signe révélateur de la cholémie (Vires).

En définitive l'urobilinurie, surtout lorsqu'elle est associée à d'autres signes de même ordre, permet de préjuger de l'état de la cellule hépatique. Elle indique de plus qu'il y a simplement insuffisance et non suppression totale des fonctions, car elle disparaît dans l'acholie. Elle atteste aussi, ce qui, nous le verrons plus loin, a une importance pronostique de grande valeur, la perméabilité rénale avec laquelle disparaît l'urobilinurie.

Avec l'urobiline, il faut signaler le pigment rouge-brun, entrevu par Méhu, isolé par Winter, l'urohématine, l'uréhématoporphirine, dont l'importance séméiologique est secondaire.

Hypoazoturie. — Quand on connaît le pouvoir que possède le foie de transformer en urée la molécule d'albumine, on n'est pas étonné que Frerichs, Murchinson, Brouardel, Lecorché aient attribué à l'hypoazoturie une valeur séméiologique de premier ordre dans l'insuffisance hépatique. L'expérience de Von Meister, qui sectionnant une partie du foie vit l'urée diminuer, est très concluante à cet égard.

Chauffard insiste avec raison sur la crise polyurique et azoturique, indice de la guérison de l'ictère, et nous voyons dans notre deuxième observation que toutes les rémissions dans l'état du malade coïncident avec des décharges azoturiques.

Si la valeur de l'hypoazoturie est réelle, elle n'est cependant pas absolue. Elle ne peut guère servir à diagnostiquer le préhépatisme, mais indique toujours une atteinte grave de la vitalité de l'organe. L'urée émise en petite quantité ne peut être qualifiée de pathologique qu'en tant qu'on a tenu un compte rigoureux de la réduction des ingesta par alimentation insuffisante et inanition relative, de la résorption défectueuse de ces ingesta, de l'inactivité des malades. Souvent, en effet, le ralentissement de l'uropoïèse est plus apparent que réel ou bien dépend plus de l'état de la nutrition générale des malades que de l'état fonctionnel du foie. Fournissons au foie des matériaux azotés et celui-ci fabriquera une plus grande quantitée d'urée.

Aussi ce qu'il importe de connaître c'est moins le chiffre total de l'urée que l'azote de cette urée relativement au chiffre de l'azote total, c'est-à-dire le coefficient azoturique d'utilisation. Celui-ci nécessite d'assez longues recherches chimiques, qui, conduites patiemment, ont permis à Badt, Fränkel, Munzer, etc., d'affirmer que dans les cas de cirrhose, d'atrophie, d'intoxication phosphorée, le rapport normal (85 à 96 pour 100, Topfer) s'abaissait sensiblement 80-77 et même 44 pour 100.

La diminution de l'urée doit nécessairement s'accompagner de l'augmentation de ses antécédents immédiats dont le principal est l'ammoniaque.

C'est ce qui arrive en effet, le rapport $\frac{ammoniaque}{azote}$ qui est de 2 à 5 pour 100 à l'état normal est de 8 à 70 pour 100 à l'état pathologique. Mais outre que M. Mörner n'a pas vu ce rapport augmenté dans le cas de cirrhose, ladite augmentation ne dépend pas nécessairement de l'insuffisance hépatique ; il semble plutôt être sous la dépendance d'une intoxication acide qui, neutralisée grâce à une fixation d'ammoniaque, soustrait celui-ci à toute transformation en urée. Il est donc indispensable d'instituer un traitement par les alcalins, avant de conclure à la valeur de ces signes.

L'ammoniurie spontanée, de même que l'hypoazoturie ne peut donc servir de critérium absolu de l'insuffisance hépatique ; bien plus importante est l'épreuve de l'ammoniurie

expérimentale. Celle-ci, imaginée par Gilbert et Carnot, con-
siste à faire ingérer 4 à 6 grammes d'acétate d'ammoniaque à
des malades atteints d'insuffisance hépatique, la plus grande
partie de l'ammoniaque passe alors dans l'urine, tandis qu'elle
se transforme en urée chez le sujet sain.

Nous devons signaler les acides amidés et les oxyamides
aromatiques (leucine, tyrosine) dont la présence dans l'urine
serait l'indice de l'insuffisance hépatique. Leur recherche est
assez compliquée et leur importance séméiologique trop discutée pour que nous leur accordions un plus long développe-
pement.

Épreuve de la glycosurie alimentaire. — Le foie capable
normalement de retenir le sucre absorbé et de le transformer
en glycogène, devenu insuffisant laisse passer ce sucre dans
l'urine. Et ce passage se fait d'autant plus rapidement que
la cellule hépatique est plus malade. Chauffard en conclut que
nous possédons ainsi un bon moyen pour mesurer la gravité
des lésions. Quoique niée par certains auteurs, Frérichs,
Quincke, Kraus et Ludwig, la valeur de ce signe a été bien
établie par Bischoff et Voit, Worms-Müller, Moritz von Noor-
den, Linossier, Roque et H. Maury.

Il convient de n'employer pour l'expérience qu'une quantité donnée de sucre, cent grammes environ, que l'on fera
prendre au malade (après s'être assuré qu'il n'est pas glyco-
surique) le matin à jeun et en une seule fois, dissous dans environ 500 grammes d'eau. On examinera les urines de quart
d'heure en quart d'heure pendant une dizaine d'heures, et
l'on pourra doser quantitativement le sucre dans le cas de
réaction positive.

Le choix du sucre à employer n'est pas indifférent, car

Linossier et Roque ont montré qu'il y avait pour chaque sucre, comme pour chaque individu, un coefficient d'utilisa. tion personnel.

Pour les bi-exhoses, lactose, saccharose, la question paraît tranchée, l'influence du foie à leur égard s'efface devant l'importance des dédoublements qu'ils ont à subir. La discussion ne porte que sur la glycose et la lévulose. Jusqu'ici c'était le premier qui avait les préférences, mais d'après Linossier et Roques c'est la lévulose qu'il faudrait donner. Charrin est de c'est avis, et, au VI⁰ Congrès de médecine de Toulouse, il affirme que dans les affections hépatiques et au point de vue de l'élimination par les urines, c'est la lévulosurie alimentaire qui s'observe le plus souvent.

Grâce à sa technique très simple, grâce aux précieux renseignements qu'il fournit, ce procédé mérite bien toute la faveur dont il jouit auprès des cliniciens. Il est capable de déceler la plus légère altération de la cellule hépatique et dans le cas de guérison apparenté, nous permet d'affirmer que cette cellule n'est pas complètement revenue à l'état normal.

Il nous faut cependant signaler les causes d'erreur qu'il comporte. Tout d'abord le foie fonctionnant d'une façon exagérée peut fabriquer plus de sucre que normalement aux dépens des matières alimentaires, de sorte qu'il peut y avoir glycosurie par hyper comme par hypohépatie. D'autre part il faut tenir compte de l'état des parois intestinales et par suite de l'absorption du sucre ingéré; il faut également s'enquérir de la perméabilité rénale qui en permet l'élimination. Et précisément dans les affections hépatiques, nous le verrons plus tard, l'absorption intestinale et la perméabilité rénale sont souvent défectueuses.

Ces chances d'erreur étant évitées, et bien que la glycosurie alimentaire puisse s'observer dans des affections où le

foie ne saurait être incriminé, affections cérébrales, maladies
fébriles par exemple, elle n'en reste pas moins un des meilleurs signes d'insuffisance hépatique.

Glycosurie spontanée. — Celle-ci, décrite par Gilbert et
Weil sous le nom de diabète par anhépatie, présente différents
degrés d'intensité. Relativement peu élevée au début, où elle
se manifeste seulement après les principaux repas, elle devient permanente quoique toujours légère et est très facile-
ment modifiée par l'hygiène alimentaire. « Il s'agit, disent
Gilbert et Carnot, de diabète par insuffisance hépatique, de
glycosuries relativement peu élevées, s'exagérant dans les
heures qui suivent immédiatement les repas pour cesser souvent complètement dans la période de jeûne ». Sous l'influence
de la médication opothérapique on voit souvent le chiffre du
sucre diminuer progressivement et tomber à zéro.

Outre la triade symptomatique que nous venons d'exposer,
l'examen des urines fournit encore quelques signes cliniques
peu importants tels que la peptonurie, la lipurie, l'augmentation de l'acide urique. Nous nous contentons de les signaler,
nous proposant d'insister seulement sur l'indicanurie et l'hypertoxicité urinaire.

Indicanurie. — C'est Gilbert et Weil qui ont rattaché ce
signe à l'insuffisance hépatique dont il serait parfois le pré-
curseur. On caractérise l'indicanurie grâce à la réaction de
Jaffé. Dans un tube à demi-plein d'urine, on ajoute un volume
égal d'acide chlorydrique, 2 à 3 centimètres cubes de chloroforme, une goutte de perchlorure de fer, et on renverse le
tube à plusieurs reprises. Le chloroforme déposé se montre
coloré en bleu à froid, en rouge si on le chauffe.

Produit de la putréfaction intestinale, l'indoxylsulfate de potasse ne serait plus arrêté par le foie malade et passerait dans l'urine en plus grande quantité que normalement, 4 à 19 milligrammes par vingt-quatre heures. Cette opinion d'Hopadze n'a pas été confirmée par les observations que M. le professeur Ducamp a présentées au Congrès de Toulouse. Eiger et Albertini ont même trouvé dans certaines cirrhoses une diminution des acides sulfoconjugués. En définitive, la valeur de l'indicanurie, en l'état actuel de nos connaissances, paraît plutôt secondaire.

Hypertoxicité urinaire. — La fonction antitoxique du foie, une des mieux connues à l'heure présente, venant à faiblir, les poisons apportés du dehors ou formés au sein même de notre organisme imparfaitement retenus par la barrière hépatique, passent en partie dans l'urine dont ils vont augmenter la toxicité. L'urine normale, injectée dans l'oreille du lapin, suivant le procédé de Bouchard, est toxique à raison de 45 cc. en moyenne par kilogramme d'animal, alors que la dose est deux ou trois fois moindre dans le cas d'insuffisance hépatique. Cette hypertoxicité, due à l'élimination de matières extractives et surtout de l'ammoniaque, nous renseigne en outre sur la perméabilité rénale.

Retentissement rénal de l'insuffisance hépatique. — Les modifications urinaires précédemment étudiées étaient compatibles avec une parfaite intégrité du filtre rénal, celles qu'il nous reste à passer en revue indiquent une atteinte par contrecoup de cet émonctoire. Comme l'a dit Murchinsou. « Le foie et le rein sont intimement liés par leurs fonctions et le trouble de l'un de ces organes peut amener le dérangement de l'autre ». Dans ce cas on comprend combien le pronostic s'aggrave. Le malade dont la cellule hépatique a perdu tout pouvoir hépatique et antitoxique est un malade profondément empoisonné, dont le seul espoir est de voir s'éliminer au dehors les toxines qui l'encombrent. Que le rein se ferme, qu'il s'établisse une insuffisance hépato-rénale, telle qu'on le voit dans la deuxième observation, et le dénouement fatal ne tardera pas à survenir.

Il faut classer les lésions rénales consécutives à l'hypohépatie en fonctionnelles et anatomiques. Les premières, reconnaissant un mécanisme d'inhibition se manifestent par l'oligurie, l'élimination intermittente du bleu méthylène; les secondes, dues au contact irritant des substances toxiques non retenues par le foie, se traduisent par l'albuminurie, la présence de cylindres hyalins ou granuleux, la diminution de l'hypertoxicité urinaire, l'absence de glycosurie alimentaire.

Oligurie.— La quantité d'urine émise en vingt-quatre heures peut être excessivement réduite dans certaines insuffisances graves, telles que celles de la deuxième observation. Cette oligurie due à la diminution de l'urée ce diurétique physiologique (Bouchard), peut devenir de l'anurie dans certains cas d'atrophie du foie. Elle est très inquiétante et nécessite une médication active.

Albuminurie. — Elle ne s'est pas montrée constante dans l'insuffisance hépatique et paraît d'ailleurs incapable de déceler une atteinte rénale. Cependant H. Molière, dans son étude sur les néphrites aiguës et chroniques par insuffisance hépatique, admet la fréquence de cette albuminurie qui, jointe aux cylindres urinaires, est, on le sait, le symptôme ordinaire des néphrites.

Epreuve du bleu de méthylène. — Chez un individu sain auquel on injecte 0 g. 05 cg. de bleu de méthylène, les urines recueillies à des intervalles rapprochés se montrent de plus en plus teintées, jusqu'au moment où ayant acquis un maximum de coloration la teinte décroit régulièrement. C'est ce qu'on appelle l'élimination continue cyclique. Chez les hépatiques on trouve des alternatives d'urines bleues et jaunes, des retours d'élimination succédant à des arrêts temporaires de cette même élimination. C'est le type d'élimination discontinue caractéristique d'après Chauffard (Société médicale des Hopitaux 1898, 22 avril), de l'insuffisance hépathique.

La technique opératoire est simple, il suffit d'injecter sous la peau une certaine dose de bleu de méthylène, généralement 0,05 cg. On se sert généralement d'une solution au 1/20 dont on injecte un centimètre cube. L'injection qu'on pratique habituellement à la fesse doit être faite en plein muscle, afin d'éviter les nodules douloureux qui pourraient se produire si la solution était portée dans le tissu cellulaire sous-cutanée. La voie stomacale ne semble pas devoir être recommandée vu les variations fréquentes dans l'absorption intestinale.

Les urines seront recueillies toutes les demi-heures dans différents verres dont on constatera la teinte bleue plus ou moins intense. Pour déceler de petites quantités de bleu dans l'urine il suffit, d'après Achard et Castaigne, d'agiter avec quelques gouttes de nitro-benzine. Lorsque le bleu est éliminé sous forme de son chromogène, l'urine additionnée d'acide acétique prend une coloration verte.

Cette élimination intermittente du bleu de méthylène serait due, d'après Chauffard, à une inhibition passagère du filtre rénal provoquée par les substances toxiques que le foie laisse, par intervalles, échapper dans la grande circulation. « Les glomérules conservent bien leur activité propre qui leur permet d'éliminer l'eau urinaire, mais les épithéliums des tubuli entrent en état d'inertie fonctionnelle et ne laissent plus passer qu'en proportions minimes leurs produits de sécrétion ».

Il suffit de lire les observations publiées par M. Chauffard et Castaigne, le 22 avril 1898, dans le *Bulletin médical des Hopitaux de Paris*, celles de Favalelli, rapportées dans sa thèse de doctorat le 16 juillet 1901, pour être convaincu de la valeur séméiologique de l'épreuve du bleu de méthylène. C'est un excellent moyen de diagnostic, capable de donner des résultats alors même que les autres signes ont complètement disparu, capable parconséquent de nous faire découvrir la fausse guérison de l'insuffisance.

Il nous fournirait de plus, d'après Chauffard, un bon élément de pronostic. Plus la cellule hépatique est altérée, plus les intermittences sont longues et fréquentes.

On n'a cependant pas manqué d'opposer quelques objections à l'emploi de cette méthode. On a dit que les différences obtenues étaient sous la dépendance d'une absorption sous-cutanée plus ou moins rapide. Mais c'est la perméabilité rénale et non le coefficient d'absorption sous-cutanée de l'individu qui règle l'élimination du bleu.

Une objection plus importante a été faite par Rendu, qui a accusé le bleu de méthylène de provoquer certains désordres dans l'économie. Il rapporte à l'appui de son opinion le cas d'une femme chez laquelle l'ingestion de bleu avait provoqué une céphalée intense et de graves troubles nerveux. — Il est permis de supposer qu'il s'agissait d'une simple coïncidence, car de pareils faits sont très rarement notés malgré l'emploi fréquent du bleu de méthylène en thérapeutique.

Syndrome gastro-intestinal. — Les altérations du tube digestif sont excessivement fréquentes ;dans les hépatites qu'elles provoquent le plus souvent. Un simple embarras gastrique suffirait, d'après Cassaët, à provoquer la glycosurie alimentaire et l'urobilinurie. C'est par la veine porte, *porta malorum*, que les poisons exogènes ou endogènes, que les microbes ou leurs toxines envahissent le foie, font fléchir sa résistance et anihilent son pouvoir de défense organique. Souvent aussi les troubles gastriques ou intestinaux coïncident avec les troubles hépatiques et reconnaissent une même origine. L'alcool, qui produit la cirrhose, produit aussi la dyspepsie qui l'accompagne.

De même que, grâce aux étroites connexions vasculaires et nerveuses, grâce à une action réflexe indéniable, l'intestin influence le foie, de même celui-ci est à son tour susceptible de provoquer un état gastro-intestinal particulier. C'est ainsi qu'il faut comprendre ces symptômes du début de l'insuffisance, anorexie, nausées, tympanisme qui, avec les signes chimiques énumérés plus haut, constituent les petits signes de l'hépatisme de Hanot.

A mesure que les troubles de la cellule hépatique s'accentuent, à mesure surtout que la fonction biligénique s'altère, apparaissent des symptômes plus caractéristiques. L'importance du liquide biliaire dans la digestion est considérable, vu la triple action physique, physiologique et chimique qu'il exerce sur l'intestin. Aussi lorsqu'il n'est que peu ou pas sécrété, c'est la constipation, alternant souvent avec la diarrhée, c'est le météorisme, la fétidité des selles et leur décoloration.

Troubles fonctionnels de l'intestin. — La constipation si souvent notée dans les cas d'insuffisance hépatique, provient de ce que la bile n'est plus là pour donner au bol fécal une consistance demi-molle, pour lubréfier les parois du colon et surtout pour exciter les contractions de la tunique musculaire. La diarrhée qui, au début, survient sous forme de débâcles de courte durée, qui, à la période ultime, s'installe souvent d'une façon permanente, est surtout due à l'irritation de la muqueuse par des matières acides que l'alcalinité de la bile ne neutralise plus. L'augmentation des fermentations intestinales, à laquelle on l'attribuait autrefois, ne semble pas devoir être incriminée. Les expériences nous ont, en effet, montré que non seulement la bile ne possédait aucun pouvoir antiseptique, mais qu'elle peut même servir de bouillon de culture pour la plupart des microbes connus. Cependant les expériences de Buffalini, de Charrin et Roger ne privent pas les acides biliaires de toute action antiseptique, et Linderberger affirme que cette action réelle dans un milieu neutre ou alcalin est sensible dans tout milieu acide. Nous concluons donc qu'il peut y avoir dans l'acholie excès de putréfaction intestinale, celles-ci, donnant lieu à un certain développement de gaz, expliquent, avec l'atonie de la musculeuse, le météorisme observé.

La fétidité des selles, pour être diversement interprétée, n'en est pas moins constante dans l'insuffisance hépatique.

La décoloration des fèces a une double origine. Sans doute elle est due, pour une grande part, à l'absence de pigments biliaires, mais elle provient aussi de la présence d'une notable quantité de graisse en nature, c'est celle-ci qui contribue à donner aux matières fécales une couleur gris-jaunâtre qui les a fait comparer à du plâtre sali. En effet, dans l'acholie, la

résorption des graisses est empêchée en partie et une certaine
stéarrhée est de règle.

L'examen des selles nous fournit donc des renseignements
importants sur l'état de la fonction biligénique. Lorsque sans
ictère, ou bien lorsque l'ictère qui existait antérieurement a disparu, les fèces sont complètement décolorées on peut diagnostiquer, sinon une acholie secrétoire totale du moins une acholie
pigmentaire. Et ce n'est pas seulement l'acholie, c'est encore
l'oligocholie que nous révèlera l'aspect des fèces, celles-ci ne
sont pas alors complètement grises, mais jaune clair, café au lait,
et leur décoloration s'accentue avec les progrès de la lésion
hépatique. Le signe tiré de l'état des selles mérite donc d'attirer notre attention tant au point de vue du diagnostic qu'au
point de vue du pronostic. Il faut savoir cependant que la couleur
des fèces varie avec l'alimentation, qu'elle est bien plus pâle
sous l'influence du régime lacté par exemple. Il faut se rappeler
aussi que l'absence du suc pancréatique trouble la digestion
des graisses et peut amener, elle aussi, une certaine décoloration.

Hypothermie. — En raison de ses multiples fonctions
naturelles, le foie est une source directe de chaleur, un
véritable foyer calorifique comme l'écrivait il y a déjà longtemps Cl. Bernard.

A côté des calories dues à la pluralité des mutations bio-
chimiques, il produit indirectement de la chaleur en fournis-
sant aux muscles de la glycose que ceux-ci transforment en
contractions et en chaleur.

Toutes les fois que la cellule hépatique deviendra insuffisante, c'est donc un abaissement de la température organique qu'on devra observer et c'est en effet ce qu'on constate le

plus souvent. Si cette hypothermie n'est cependant pas constante, si la fièvre se rencontre quelques fois, elle est due à une infection associée ou causale, infection d'autant plus intense que la fonction antitoxique du foie est le plus souvent atteinte. Dans ce cas c'est seulemeut lorsque le coli-bacille est en cause que le thermomètre descend au dessous de la normale.

Hémorragies. — Depuis longtemps la tendance aux hémorragies, produites spontanément ou sous l'influence du plus léger traumatisme, a trouvé sa place dans la symptomatologie de la grande insuffisance hépatique. Avec les phénomènes nerveux et la teinte jaunâtre des téguments, elle constituait un des signes les plus constants de l'ictère grave.

Des chirurgiens, Verneuil entre autres, connaissaient les difficultés de l'hématose chez les gens atteints de cette affection. « Les hémorragies, écrivait Monneret, comptent parmi les symptômes les plus sérieux des maladies du foie et peuvent servir à en mesurer la gravité ». Si elles sont communes dans l'anhépatie, elles se rencontrent aussi à tous les degrès d'hypohépatie sur laquelle elles doivent toujours attirer l'attention. Hanot en a même fait un signe de petit hépatisme, un symptôme révélateur d'une insuffisance latente.

Leur siège est des plus variés, l'épistaxis, les hémorragies intestinales et cutanées comptent parmi les plus frequentes et peuvent se rencontrer ensemble ou isolément. On a dit qu'elles se produisaient surtout à droite, mais il n'est pas un organe, pas un tissu dans lequel les épanchements sanguins ne puissent se produirent. Leur pronostic dépend naturellement de leur abondance et de leur multiplicité ; il est certain qu'il y a loin entre un léger suintement des foces nasales et une hémorragie intestinale profuse et persistante.

La pathogénie de ces hémorragies est trop discutée à l'heure actuelle pour que nous lui sacrifions un long développement. Résumant la question, nous dirons qu'il faut faire intervenir outre les causes purement mécaniques telles que l'hypertension porte, une altération des tuniques vasculaires dues à l'action de certains éléments biliaires ou des substances toxiques que le foie ne neutralise plus. Les altérations sanguines et particulièrement la diminution de la coagulabilité permettent aussi de comprendre, sinon la production du moins la persistance des hémorragies. Les expériences de Heidenhaïn, Athanasin et Carvallo Mairet et Vires, accordent nettement au foie une propriété nouvelle au pouvoir coagulant. D'autre part l'opothérapie est un des meilleurs agents d'hémostase chez les hépatiques.

Œdèmes. — Il est assez fréquent de rencontrer chez certains malades des œdèmes légers, fugaces, parfois, limités à une moitié du corps, la moitié droite de préférence, qu'on ne pourrait expliquer par une cause mécanique. Hanot n'hésite pas à les rattacher à l'hépatisme. Nous les avons constatés nous-même chez la femme dont nous avons relaté l'observation.

Troubles cutanés. — La peau prend un aspect spécial dans tous les cas d'insuffisance hépatique, légèrement bronzée et sèche, elle offre par place, particulièrement à la face et aux mains, des taches dont la valeur séméiologique est douteuse. Il s'agit de l'ictère hémaphéique qu'on ne doit pas confondre avec l'ictère par rétention. Quant aux diverses éruptions parfois notées, elles sont dues, pour la plupart, à l'élimination et à la présence de pigments dans la peau, quoique certains puissent relever de l'affection concomittante.

Troubles nerveux. — Comme dans l'insuffisance rénale, comme dans le diabète, les troubles nerveux acquièrent dans l'insuffisance hépatique une valeur séméiologique de premier ordre. Leur pathogénie est ordinairement complexe. L'alcoolisme capable d'altérer la cellule hépatique est à lui seul parfaitement capable d'occasionner des désordres nerveux dont le *delirium tremens* est l'aboutissant. Les infections dont l'éclosion et la marche sont singulièrement facilitées par la disparition du pouvoir microbicide et antitoxique du foie, entrent pour une grande part dans l'étiologie de ces troubles. Les complications rénales dont nous avons noté la fréquence doivent aussi être invoquées.

Indépendamment de ces différentes causes dont il est difficile dans un cas donné d'évaluer l'importance, il semble bien que l'insuffisance hépatique suffise à déterminer une symptomatologie nerveuse spéciale. Cette symptomatologie varie d'importance et de gravité suivant le degré de l'affection, et c'est ainsi surtout qu'il faut distinguer entre l'insuffisance proprement dite, entre l'hypohépatie et l'anhépatie. Suivant qu'ils caractériseront celle-ci ou celle-là, ils prendront le nom de grands ou de petits accidents.

Petits accidents. — Généralement bénins et passagers, ils portent sur le système moteur et sensitif, sur les appareils sensoriels et l'intelligence.

Au point de vue moteur c'est une sensation de lassitude générale qu'accusent les hépatiques; c'est une asthénie musculaire plus ou moins prononcée qu'on rencontre dans toutes les observations. Tandis que notre première malade indique seulement de la lassitude, d'autres sont devenus incapables de mouvements et semblent avoir complètement perdu leurs forces.

Les troubles sensitifs sont surtout des troubles subjectifs et consistent en névralgies diverses dont la céphalalgie est une des plus fréquentes (observ. II). En même temps qu'il se plaint de douleurs de tête, l'hépatique se sent tout courbaturé, il est comme brisé, éprouve la sensation d'avoir été roué de coups. Le prurit qui peut s'observer en dehors de tout ictère (Andral) serait, d'après Hanot, un symptôme fréquent et précoce.

Il est le plus souvent intense et rebelle et, en l'absence de tout autre signe, attire l'attention sur le foie que l'autopsie montre souvent atteint de cancer.

Gouget déclare avoir rencontré dans un cas de cirrhose hypertrophique graisseuse les troubles sensitifs associés aux troubles moteurs de façon à reproduire la névrite périphérique, impotence des extrémités inférieures et supérieures avec fourmillements et douleurs spontanées et exagérées par la pression. Il ajoute que cette névrite, qui rappelle absolument celle de l'alcoolisme, a peut-être été favorisée en effet par l'alcoolisme antérieur du malade.

Les troubles sensoriels ne paraissent pas très fréquents, peut-être parce qu'ils sont insuffisamment recherchés. Notre second malade n'en a pas présenté. Quand ils existent, ils portent sur l'appareil visuel, héméralopie, amaurose, amblyopie. Leur pathogénie est obscure et leur relation avec l'insuffisance hépatique insuffisamment démontrée.

La somnolence est commune et annonce parfois de graves accidents nerveux. C'est souvent une tendance invincible au sommeil qui prend le nom de narcolepsie (Gouget). L'insom-

nie, pour être rare, n'est cependant pas exceptionnelle, témoin
notre second malade, qui se plaint à plusieurs reprises de ne
pouvoir reposer la nuit.

Ce qui frappe chez les hépatiques, c'est un état psychique
particulier. Ils sont presque toujours tristes, apathiques,
comme hébétés. La lypémanie, notée dans notre première
observation, se rencontre fréquemment. Quant à l'inquiétude,
à l'irritabilité observées parfois, elles sont plus rares que
l'indifférence.

Grands accidents. — Ceux-ci ont depuis longtemps attiré
l'attention des médecins qui les considéraient avec raison
comme l'indice d'une terminaison fatale. Ils indiquent une
suppression totale et définitive des fonctions du foie et consistent en phénomènes de dépression ou d'excitation suscepti-
bles d'ailleurs d'alterner entre eux.

Les tremblements auxquels l'alcoolisme n'est peut être pas
étranger, des secousses dans les membres sont consi-
gnés dans notre seconde observation. On cite même des
convulsions généralisées, et Pinard attribue dans l'éclampsie
une part importante à l'hépatotoxémie. Les tremblements,
les soubresauts musculaires peuvent être intermittents, leur
pathogénie n'est pas nettement élucidée, aussi n'ont-ils pas
la valeur diagnostique et pronostique des deux grandes caté-
gories d'accidents qu'il nous reste à décrire : le délire et le
coma hépatiques.

Délire hépatique. — Le délire hépatique, dont l'observation II nous offre un bel exemple, est un délire particulier,
de forme et d'intensité variables. D'après Gouget, dont nous
reproduisons ici le passage : « C'est un délire de paroles et

d'actions, surtout nocturne, subcontinu, généralement calme, caractérisé par des rêvasseries, de l'incohérence et de la niaiserie, et s'accompagnant d'un affaiblissement de l'intelligence et de la mémoire. Parfois le malade cherche à se lever s'emparant des objets qui l'entourent ou perd la notion de leur présence, en cherche qu'il ne trouve pas, vient se coucher dans le lit de son voisin ». C'est bien là, on le voit, l'observation résumée de Dom..., notre second malade. Celui-ci a perdu conscience non seulement du monde extérieur, mais même de sa propre personnalité. Son exaltation est par instant beaucoup plus marquée, il s'emporte violemment contre ceux qui le soignent.

Il s'agit d'une véritable manie, d'un genre d'aliénation mentale auquel Klippel a donné le nom de folie hépatique. Celle-ci ressemble assez au délire alcoolique, qui s'en distingue cependant par sa marche aiguë et rapide, par ses rêves, ses cauchemars, ses hallucinations, et les sueurs profuses qui l'accompagnent. Pour Klippel, d'ailleurs, le délire alcoolique résulterait d'une auto-intoxication consécutive à l'atteinte du foie par le poison. Le même auteur a fort bien étudié l'influence de l'insuffisance hépatique dans les maladies mentales. Il n'a fait, avec Charrin et Ort, que faire revivre la vieille théorie de l'origine viscérale de la folie, de la toxicité de la bile appuyée désormais sur des recherches expérimentales et cliniques. Ce que les anciens appelaient la folie sympathique existe bien réellment et n'est, dans beaucoup de cas, que l'effet produit sur le cerveau par un poison fabriqué par un organisme malade (généralement le foie) et dont la nutrition est troublée.

Sans doute, on ne saurait méconnaître le rôle de l'alcool. Il a suffi peut-être à créer une prédisposition du système nerveux et, de ce fait, un centre d'appel pour la toxémie. Il n'en reste pas moins que l'insuffisance hépatique, qui équivaut à une auto-intoxication, permettra aux accidents d'éclater brusquement, comme éclate l'urémie dans un Bright demeuré de longs mois latent. Quand le foie se désorganise, une partie des produits, destinée à subir des élaborations successives dans le parenchyme hépatique, reste à l'état de détritus, à coup sûr inutiles et probablement nuisibles. Quant ces matières extractives, ces déchets de l'organisme s'accumulent dans le sang, ils doivent agir d'une manière fâcheuse sur les centres nerveux et, pour peu que les reins eux aussi fonctionnent mal, les phénomènes toxiques atteignent leur plus haut degré. Le délire, dans un cas de Charrin (1896), a suivi les oscillations de la valeur de la cellule hépatique ; de plus, sous l'influence du traitement, permettant à la cellule hépatique de récupérer sa suffisance, le délire s'atténue et disparaît.

Coma. — Le coma alterne avec le délire ou plus souvent s'installe d'une façon définitive et marque le terme ultime de l'insuffisance. Il rappelle le coma urémique qu'il surpasse en gravité, mais dont il reconnaît la même étiologie. C'est parce que le rein fermé ne permet plus l'élimination des toxines que l'urémie éclate, c'est parce que le foie ouvert laisse ces toxines, les mêmes probablement, s'accumuler en grande quantité dans le sang, que se produit le coma hépatique.

Il serait intéressant de connaître la nature du ou des poisons incriminés. Flint a publié un travail dans lequel il déclare que les symptômes cérébraux survenant dans le cours de l'ictère ou des affections organiques du foie sont dus à la résorption de la cholestérine à la cholestérémie. Il considère la cholestérine comme un produit excrémentitiels des tissus nerveux que le foie serait chargé d'éliminer hors de l'organisme. Une fois arrivé dans l'intestin, elle serait transformée en stercorine, c'est précisément ce qui explique qu'on ne la rencontre pas dans les fèces. Lorsqu'elle est retenue dans le sang ou les tissus, elle agit comme un violent poison.

Malheureusement, la cholestérine n'a été que rarement rencontrée dans le sang et sa toxicité est fortement mise en doute.

Withla, Muntzer ont incriminé les sels ammoniacaux que le foie ne peut plus conduire jusqu'au terme urée. D'autres ont mis en cause l'acide carbamique, d'autres l'acide sarcolactique. Nous croyons nous rapprocher de la vérité en disant que chacune des nombreuses substances accusées intervient pour une certaine part dans la production des phénomènes.

Il n'est peut-être pas nécessaire de faire intervenir une substance toxique spéciale. Il suffit que la fonction antitoxique du foie soit troublée pour que des corps, journellement introduits dans le tube digestif et élaborés sans danger, deviennent de dangereux poisons.

Il y a mieux encore, et au lieu de rechercher la cause de ces phénomènes dans la rétention des produits destinés à être emmagasinés dans le foie ou rejetés par cet organe, on pourrait accuser l'absence d'une sécrétion nécessaire à l'existence. Cette idée, qui n'a pas beaucoup attiré l'attention, mériterait un examen sérieux. Cl. Bernard n'a-t-il pas démontré que les animaux meurent trois ou quatre jours après qu'ils n'ont plus de glycogène dans le foie? Lancereaux trouve une ressemblance frappante entre les phénomènes dus à l'inanition et ceux dus à la suppression de la fonction glycogénique. Plus près de nous Roger affirme que la suppression de la transformation du glycogène dans le foie est le corollaire de la fonction antitoxique.

Il ne nous reste plus qu'à faire la description de ce coma hépatique. La stupeur est profonde, le malade, complètement immobile, demeure indifférent aux choses qui l'entourent. Il est difficile d'éveiller son attention, impossible de la soutenir quelques instants. Les pupilles le plus souvent dilatées sont paresseuses, les réflexes tendineux et cutanés sont abolis. Le cœur est accéléré, irrégulier, le pouls rapide et faible. La respiration bruyante et saccadée prend souvent un rythme particulier analogue au Cheyne-Stockes, celui-ci peut exister d'ailleurs. La paralysie, faciale surtout, accompagne souvent le coma.

En définitive, sauf le myosis qui appartient à l'urémie, il est difficile de différencier ces deux états. D'autant plus que les urines ne tardent pas à diminuer et qu'à l'insuffisance hépatique succède bientôt l'insuffisance hépatorénale.

Quel est le pronostic du coma hépatique? Très grave en général, indice d'une mort prochaine, si nous exceptons les rares cas où il se montre transitoire et incomplet.

DIAGNOSTIC DE L'INSUFFISANCE HÉPATIQUE

En étudiant les différents signes d'insuffisance hépatique, nous avons vu que leur valeur respective, pour être plus ou moins considérable n'était cependant pas absolue.

Il n'y a pas de symptôme pathognomonique, dont la constatation seule suffise à assurer le diagnostic. Parmi les symptômes importants, beaucoup sont purement objectifs, nécessitent des recherches spéciales, qu'on néglige lorsque rien n'attire l'attention du côté du foie. Il en est ainsi au début de beaucoup d'insuffisances, et dans ces formes latentes qui évoluent au milieu d'une bonne santé apparente ou que masque une affection concomittente.

Dans ces deux cas, l'atteinte de la cellule hépatique ne se révèle que par ce que nous avons désigné sous le nom de syndrome urinaire. Dans les états cachectiques, dans la plupart des intoxications et des infections, et surtout lorsque le tube digestif paraît en cause, on ne devra pas négliger de demander à l'examen des urines les renseignements qu'il peut nous fournir sur l'état du foie. L'urobilinurie, l'hypoazoturie, la glycosurie alimentaire, sont des signes révélateurs, précieux déjà pris·isolément, et dont la réunion chez le même individu ne permet plus le doute. L'indicanurie, l'ammoniémie, l'hypertoxicité urinaire, l'élimination intermittente du bleu de méthylène, ne sont pas à dédaigner et ont permis plus d'une fois de porter un diagnostic précoce.

Parfois quelques phénomènes servent d'indices au clinicien et le mettent sur la voie. C'est une légère douleur à l'hypocondre droit, c'est une vague teinte subictérique, ce sont des troubles intestinaux, des hémorragies assez abondantes et répétées. Ces dernières, qu'on serait souvent tenté de rattacher à une autre cause, méritent bien d'être attribuées à l'hépatisme.

Il ne suffit pas de savoir que le foie ne remplit plus normalement sa tâche, il est encore très utile de connaître le degré de son insuffisance. Nous l'avons dit au début de ce travail, entre l'hypohépatie et l'anhépatie il y a des chaînons, des états intermédiaires. Bien plus il peut arriver qu'une fonction soit amoindrie alors que sa ou ses voisines restent normales ou même s'exagèrent. Les petits signes de l'hépatisme peuvent se rencontrer dans le cours d'un embarras gastrique comme dans la cirrhose alcoolique, cependant ils seront moins accentués, moins persistants. A mesure que les troubles hépatiques s'aggravent, que l'insuffisance s'accroît, non seulement les symptômes déjà existant persistent et s'exagèrent, mais il en paraît de nouveaux qui marquent une nouvelle étape de la maladie. L'acholie pigmentaire indique une lésion plus grave que l'urobilinurie, de même l'apparition de petits accidents nerveux, un certain degré d'asthénie musculaire, l'apathie, la somnolence, un peu d'incohérence des idées témoignent en faveur d'une atteinte plus sérieuse. Le purpura, la céphalalgie, l'amaigrissement, militent dans le même sens. Sans doute ils ne sont jamais tous réunis, sans doute beaucoup d'entre eux peuvent être confondus avec les symptômes de la maladie causale; il n'en reste pas moins qu'avec un peu d'attention on pourra, le plus souvent, se rendre compte du degré de l'insuffisance.

Nous n'avons visé dans les lignes qui précèdent que la petite insuffisance hépathique. Le diagnostic de la grande insuffisance ne présente aucune difficulté lorsque sa symptomatologie est complète. Ictère, hémorragies, troubles nerveux préoccupants, hypothermie, tels sont les signes classiques de la suppression fonctionnelle du foie. Mais l'ictère peut faire défaut, il ne nous reste plus que des symptômes d'infection ou d'intoxication profondes auxquelles la cellule hépatique peut paraître étrangère. D'autant plus que l'insuffisance ne se montre pas toujours comme affection primitive, parfaitement individualisée, elle apparaît souvent comme complément, comme complication de divers états pathologiques. Les manifestations hémorragiques, l'acholie, l'hypothermie, nous conduiront à l'examen du foie, que la palpation nous montrera atrophié, et dont la formule urinaire nous révèlera les troubles physiologiques.

Dans le cas où le délire existe seul, on serait tenté de l'attribuer à l'alcoolisme, mais les signes distinctifs sont assez marqués pour qu'on ne commette pas cette erreur. Nous ne les répèterons pas, il suffit en somme d'y penser. Les difficultés sont plus sérieuses lorsqu'on se trouve en présence des phénomènes de coma qu'on a grand peine parfois à séparer des autres comas toxiques. Sauf la mydriase, tous les autres signes, s'ils indiquent l'insuffisance hépatique, marquent aussi l'insuffisance rénale, et il ne faut pas oublier précisément la loi de Murchinson, c'est-à-dire la répercussion de l'état du foie sur celui du rein. Il est même de la plus haute importance d'être renseigné sur le fonctionnement de ce dernier. La symptomatologie de l'altération rénale n'est pas très vaste, elle compense en quelque sorte celle de l'altération hépatique, qui disparaît en partie.

C'est ainsi que la glycosurie alimentaire ne se produit plus, que la toxicité des urines d'abord élevée s'abaisse parfois jusqu'au-dessous de la normale. L'oligurie, l'élimination intermittente du bleu de méthylène indiquent un trouble fonctionnel, sinon anatomique du filtre rénal. La présence des cylindres hyalins ou granuleux dans les urines caractérisent la néphrite due au passage des matières irritantes livrées par le foie à la circulation.

BIBLIOGRAPHIE

ACHARD et CASTAIGNE. — L'épreuve du bleu et les éliminations urinaires chez les hépatiques (Journal de physiologie et de pathologie générale 1899, n° 3).

BERNARD (Claude). — Leçons sur la chaleur animale (Paris 1876).

BIDAU (Charles). — De l'insuffisance hépathique (Th. Paris, 1896).

BOUCHARD. — De l'origine intestinale de certains alcaloïdes des urines normales ou pathologique (Revue de Médecine, 1882).

— Peptonurie hépathique (Union médicale, 7 et 9 octobre 1886).

— Auto-intoxication dans les maladies, 1889.

BROUARDEL. — L'urée et le foie (Archives de physiologie 1876).

BUFFALINI. — Action antisepthique des principes biliaires (Archives italiennes de physiologie, t. V, fascicule III, 1884)

CASSAËT. — Archives cliniques de Bordeaux, 1895.

CHARRIN et ROGER. — Note sur l'action antiseptique de la bile (Société de biologie, 7 avril 1886).

CHARRIN. — Maladies du foie et folie (Société de biologie, 30 juillet 1892).

— Influence des maladies du foie sur la pathologie des reins et les modifications de l'urine (Semaine médicale, 14 février 1894).

CHAUFFARD. — De la guérison apparente et de la guérison réelle dans les affections hépatique (Archives générales de médecine, octobre 1890).

— Perméabilité rénale dans l'ictère infectieux (Presse médicale, 12 mars 1898).

CHAUFFARD et CASTAIGNE. — Valeur séméiologique du bleu de méthylène chez les hépathiques (Société médicale des hôpitaux, 22 avril 1898).

CHAUFFARD. — Traité de médecine 1902, t. V.

CHÉRON. — La mort dans les maladies du foie (Union médicale, 24 septembre 1889).

DEGUERET. — Relations pathologiques au foie et de l'intestin (Th. Paris, 1894).

DUCAMP. — Insuffisance hépatique (Rapport au Congrès de médecine de Toulouse, VI° session, 1902).

FAVABLLICH. — Valeur séméiologique du bleu de méthylène dans l'insuffisance hépathique (Th. Montpellier 1901, n° 61).

FELTZ et ERMANN. — Toxicité des urines ictériques (Archives de médecine, juin 1887).

FRÉRICHS. — Traité pratique des maladies du foie (Traduction de Duménil et Pellagot, 3° édition, 1877).

GILBERT et LIPPMANN. — Le microbisme normal des voies biliaires entrahépatiques (Compte rendu de la Société de biologie 1902, p. 718-921).

GILBERT et CARNOT. — Fonctions hépatiques 1902.

GLÉNARD. — Bulletin et mémoire des hôpitaux de Paris, 1901, 3° série, t. XVIII.

GOUGET. — Influence des maladies du foie sur l'état des reins (Thèse Paris, 1895).

— Insuffisance hépatique (Collection Léauté).

— Des altérations hépatiques dues à l'imperméabilité rénale (Presse médicale, 1902, t. 1er, p. 39 à 41).

HANOT. — Sur la cirrhose alcoolique à marche aiguë (Archives générales de médecine, juin-juillet 1882).

— Considérations générales sur la cirrhose alcoolique (Sem. méd., 29 avril 1893).

— Congrès de Bordeaux, 1898.

HAYEM. — Urobilinurie (Société médicale des hôpitaux, 13 janvier 1888).

HOPADZE. — Teneur des urines en acides sulfo-conjugés dans les maladies du foie (Wratch, n° 48-50, 1893).

JANSELME. — L'insuffisance hépatique (Gazette des hôpitaux, 1887).

KLIPPEL. — Archives générales de médecine, août 1892. Folie hépatique.

LABADIE-LAGRAVE. — Maladie du foie, 1892.

Laignel Lavastine. —Insuffisance hépatique aiguë (Presse médicale, 1902, t. II, p. 819-822).

Létienne. — La bile à l'état pathologique, Th. 1891.

Lépine. — Bulletin Société anatomique, 1873.

Lépine (R.). — La lévulosurie alimentaire dans ses rapports avec les affections du foie (Semaine médicale, 1901).

Lévy. — Hépato-toxémie nerveuse.

Linossier et Roque. — Archives de médecine expérimentale, 1895.

Linossier. — Valeur clinique de l'épreuve de la glycosurie alimentaire (Archives générales de médecine, 1899).

Maury (Henry). — Contribution à l'étude de l'insuffisance hépatique et de son diagnostic par la glycosurie alimentaire (Th. Toulouse, 1898).

Murchinson. — Maladies du foie.

Nicolas Rodriguez y Abaytua . — La insuficiencia hépatica, 1900.

Nobécourt. — L'épreuve du sucre chez les enfants (Presse médicale, 12 janvier 1901).

Perrin. —Phénomènes aigus d'insuffisance hépatique sans ictère par dégénérescence des cellules hépatiques chez un enfant de douze ans (Annales de chirurgie et de médecine, 1902, t. VI, p. 577-581).

Rendu. — Article Foie (Dictionnaire encyclopédique).

Robineau. — Th. Paris, 1898.

Roger. — Action du foie sur les poisons.

— Physiologie normale et pathologique du foie (Collection Léauté)

Surmont. — Toxicité des urines dans les maladies du foie.

Vlaïew. — Quelques modifications du sang dans les affections hépatiques.

Vires. — Syndrome urinaire de l'insuffisance hépatique au début (Montpellier-Médical, 1902, p. 593-609).

— Ictère infectieux bénin (Montpellier-Médical. p. 723-739).

Vu et approuvé :
Montpellier, le 3 décembre 1903.
Le Doyen,
MAIRET.

Vu et permis d'imprimer :
Montpellier, le 3 décembre 1903.
Le Recteur,
Ant. BENOIST.

SERMENT

169